DE LA BLÉPHAROPTOSE

OU

CHUTE DE LA PAUPIÈRE SUPÉRIEURE DÉPENDANT DE LA PARALYSIE DES NERFS DE LA 3me PAIRE CÉRÉBRALE

(NERF MOTEUR OCULAIRE COMMUN).

CONSULTATION

POUR UN CAS DE

BLÉPHAROPTOSE REBELLE

DEMANDÉE

Au Comité de rédaction du Journal L'UNION MÉDICALE.

RÉPONSE

AU NOM DU COMITÉ

Par le Docteur Alfred COMPÉRAT,

Ancien chef de clinique ophthalmique;
Chirurgien au 1er bataillon des Gardes nationales de la Seine; — PRÉSIDENT de la
Société médico-pratique de Paris; — membre titulaire de la Société médico-
chirurgicale; — médecin honoraire des Dispensaires de la Société philantrophique
de Paris; — médecin titulaire des Crèches, de la Société des secours mutuels, etc.

Publications de l'Union Médicale, du 24 Juin 1856.

PARIS,

TYPOGRAPHIE FÉLIX MALTESTE ET Cie,

Rue des Deux-Portes-Saint-Sauveur, 22.

1856

DE LA BLÉPHAROPTOSE

ou

CHUTE DE LA PAUPIÈRE SUPÉRIEURE DÉPENDANT DE LA PARALYSIE DES NERFS DE LA 3me PAIRE CÉRÉBRALE

(NERF MOTEUR OCULAIRE COMMUN).

CONSULTATION.

A Monsieur Amédée LATOUR, *rédacteur en chef de* L'UNION MÉDICALE.

Le Mans, 5 juin 1856.

Monsieur le rédacteur,

Je me permets de réclamer les savans conseils de votre Comité de rédaction pour une affection très rebelle, dont voici l'exposé :

Il y a deux mois environ, Mme V..., âgée de 42 ans, bien constituée, d'un tempérament sanguin, fut prise de douleurs très intenses à la région surcilière gauche, et, à la suite des crises névralgiques, une blépharoptose complète survint du même côté. Un de mes confrères appelé, prescrivit la saignée du bras, les purgatifs salins, les pédiluves sinapisés, en un mot, toute une série de moyens appropriés. Mais Mme V... n'apercevant aucune amélioration dans son état, après un mois de traitement, prit la résolution de changer de médecin.

Je fus appelé près d'elle le 3 mai dernier; voilà ce qui s'offrit à mon examen : chute complète de la paupière supérieure; l'œil est porté en dehors sans que la malade puisse le ramener en dedans ; pupille médiocrement dilatée et peu mobile ; diplopie sans affaiblissement notable de la vue.

En présence de ces symptômes, on doit, je pense, diagnostiquer une paralysie de la 3me paire. En effet, la blépharoptose et le strabisme externe apprennent que la lésion porte sur les muscles releveur de la paupière supérieure gauche et droit interne, muscles animés précisément par le moteur oculaire commun.

Les vésicatoires volans, d'abord saupoudrés de morphine, puis de strychnine après la disparition entière des douleurs, la pommade de Gondret sur le cuir chevelu, les purgatifs répétés, les pédiluves irritans, l'exercice forcé de la paupière malade et du globe de l'œil, ont formé, pendant un mois le cortége de mes moyens curatifs, et tout cela sans résultat favorable.

Comme les auteurs sont très sobres de ressources dans cette affection, comme la thérapeutique de quelques-uns de mes confrères consultés est également peu riche, après tous les essais tentés jusqu'ici, et que Mme V... est obligée de gagner sa vie par un travail appliqué, je vous prie, Monsieur le rédacteur, de soumettre à votre Comité de rédaction cette simple observation, pour qu'il m'indique l'agent susceptible de conduire au succès.

J'aurais pu recourir à l'électro-puncture, mais les appareils électriques me font défaut. L'opération de Hunt est bien conseillée dans le but de remédier à la chute de la paupière supérieure, mais je craindrais de substituer une lagophthalmie à une blépharoptose ; d'un autre côté, en employant le procédé de Dieffenbach, je redouterais la production d'un entropion.

Veuillez me tirer d'embarras; ma pauvre malade commande le plus grand intérêt.

Agréez, Monsieur le rédacteur, l'assurance de mes sentimens respectueux,

D^r Ad. Lizé,
Chirurgien en second de l'Hôtel-Dieu.

P. S. J'oublie de vous dire qu'il ne s'est jamais rien manifesté d'extraordinaire du côté du cerveau.

RÉPONSE PAR LE DOCTEUR A. COMPÉRAT,

Au nom du Comité de rédaction.

Il n'est pas un instant douteux que nous ayons affaire ici à une *paralysie complète du nerf de la troisième paire cérébrale* (nerf moteur oculaire commun), ainsi que l'a fort judicieusement diagnostiqué notre honorable confrère, M. le docteur Lizé.

Mais à quelle cause rattacher cette affection chez la malade pour laquelle nous sommes consulté aujourd'hui?

Quel est le point de départ des phénomènes observés?

La solution de cette double question est bien importante; en effet, n'est-ce point sur elle que devra reposer tout l'échafaudage du traitement à instituer ultérieurement?

L'étiologie n'est-elle pas la voie qui conduit le plus sûrement à cette étape à laquelle chaque maladie nous attend, et qu'on appelle la médecine des indications?

Malheureusement il existe dans le récit de notre honoré

confrère, touchant l'étiologie de la maladie en question, une lacune bien regrettable : c'est l'absence *à peu près* complète de tout renseignement sur les antécédens et les prédispositions héréditaires ou acquises de la malade pour laquelle il réclame l'intervention de nos faibles lumières. Cette lacune, nous la regrettons d'autant plus, qu'en général, les causes de la paralysie de la 3me paire sont déjà fort obscures par elles-mêmes.

Dans cette conjoncture, devons-nous rester court et remettre à un autre temps, et jusqu'à plus ample informé, les conseils qui nous sont si instamment demandés? Évidemment, non. Avec un confrère de la valeur de M. Lizé, il doit toujours être facile de s'entendre. Et puis, ne l'oublions pas, la malade attend.

Acceptons donc les choses dans l'état où elles sont, et voyons si, par le raisonnement, nous ne parviendrons pas à nous former une opinion au moins conjecturale sur l'origine de la grave maladie dont il s'agit.

Et d'abord, nous devons admettre que tout ce qui n'a pas été dit a dû être pensé par notre honorable confrère du Mans. Ainsi donc, il n'y a pas à douter un seul instant qu'avant de formuler aucune médication, il n'ait tenu rigoureusement compte de toutes les causes qui ont pu prendre une part, soit directe, soit indirecte au développement de cette affection. Telles que, par exemple : les affections cérébrales, depuis la simple congestion jusqu'aux épanchemens les plus variés en étendue ; depuis le ramollissement le plus superficiel jusqu'aux productions morbides les plus profondes ; et, parmi les plus éloignées et celles qui ne sont pas les moins fréquentes ; l'aménorrhée, la dysménorrhée, la répercussion d'une maladie cutanée ancienne, la suppression d'hémorrhoïdes fluentes, le développement anormal du ventricule gauche du cœur ; les coups, les chutes ou l'impression du froid sur certaines parties de la tête, ou, enfin, certaines habitudes, telles que l'abus des alcooliques, une vie trop sédentaire, le sommeil après les repas, etc., etc.

Ceci admis, nous nous retrouvons en présence des termes un peu discrets du récit de notre confrère. Cherchons cependant si, dans leur vague expression, nous ne trouverons pas les élémens d'une opinion sur laquelle nous puissions asseoir les bases d'une médication rationnelle.

Nous avons dit, en commençant, que la relation de notre confrère péchait par une absence *à peu près* complète de tout renseignement étiologique; mais ce n'est pas sans intention, que nous avons cru devoir souligner l'adverbe restrictif dont nous nous sommes servi. En effet, en relisant avec beaucoup de soin cette relation, nous remarquons trois circonstances dont nous devons tenir grand compte. Ainsi M. Lizé « observe que » sa malade est d'*un tempérament sanguin*, qu'elle est obligée » de gagner sa vie *par un travail appliqué*, qu'en outre il ne » s'est jamais rien manifesté d'extraordinaire chez elle *du côté* » *du cerveau*, etc. »

Renversons l'ordre dans lequel ces trois assertions ont été énoncées, et faisons tout de suite la part de la dernière. Il est évident qu'il ne s'agit point ici d'une blépharoplégie reconnaissant pour cause une altération organique du cerveau ou de ses enveloppes, car celle-ci eût donné lieu préalablement à des symptômes qui ne se sont point présentés jusqu'à ce jour et qu'il n'eût pas été possible à M. Lizé de méconnaître.

Cette cause primordiale éliminée, nous arrivons à l'appré-

ciation du rôle qu'ont pu jouer les deux autres dans le développement de la maladie en question : nous voulons parler du
tempérament sanguin de la malade et des *conditions sédentaires*
an milieu desquelles elle passe son existence ; *conditions si con-
traires à ce tempérament.* Eh bien, disons-le tout de suite, en
nous renfermant toutefois dans les termes de la lettre de notre
honorable confrère, nous pensons que c'est dans le concours
de ces deux circonstances particulières que se trouve la cause
première de la maladie dont s'agit. Peut-être pourrions-nous
leur adjoindre une disposition rhumatismale possible, pro-
bable même, si nous tenons compte des phénomènes névralgiques sus-orbitaires qui ont précédé la manifestation de tout
symptôme paralytique.

En un mot, pour nous, la paralysie dont cette dame est
atteinte serait due à une légère apoplexie locale, circonscrite,
c'est-à-dire à un faible épanchement sanguin ou séreux au
point d'origine des nerfs de la 3me paire cérébrale ; et la né-
vralgie initiale ne devrait être considérée ici que comme cause
occasionnelle ou accidentelle des phénomènes paralytiques
ultérieurs ; et s'il nous fallait appuyer notre manière de voir sur
des raisons péremptoires, à notre avis au moins, nous invoque-
rions la brusquerie avec laquelle la maladie a débuté, et notre
propre expérience dans un assez grand nombre de cas analo-
gues à celui-ci.

Du reste, bien que notre honoré confrère ait cru devoir
passer sous silence la manière dont il a interprété dès le début
la forme essentielle de la maladie qu'il avait à combattre, il ne
nous paraît pas que nous différions beaucoup d'opinion à cet
égard, si nous prenons en considération la teneur du traitement formulé par lui.

Quoi qu'il en soit, voici ce que nous avons l'honneur de proposer :

1º A la période actuelle de la maladie, nous croyons qu'il faut être sobre d'évacuations sanguines générales, à moins d'indication nouvelle que M. Lizé seul sera à même d'apprécier. Nous préférerions de beaucoup les applications de sang-sues en petit nombre, soit au siége ou aux aines, si les évacuations menstruelles sont peu abondantes, soit à la cloison du nez, et répétées tous les quinze jours au plus. Si c'est au siége ou aux aines, on n'en mettra pas plus de quatre ou cinq ; si c'est à la cloison du nez, deux seront suffisantes, à la condition d'en faire saigner les piqûres à l'aide de lotions d'eau tiède. Si la malade est trop faible et que les pertes de sang soient mal supportées, si légères qu'elles soient, on s'en abstiendra, et on les remplacera par l'application de ventouses sèches sur les omoplates et sur les membres inférieurs.

2º On ouvrira de nouvelles voies à l'absorption de nouvelles doses de *sulfate de strychnine*, par la vésication à l'aide de l'ammoniaque liquide, sur le front, les tempes, et *plus particulièrement sur les apophyses mastoïdes.* Ces vésications ne devront pas dépasser la grandeur d'un petit sou. Nous les préférons à celles qu'on obtient à l'aide de l'emplâtre épispastique ordinaire, en ce que, dans un temps donné, étant plus promptement établies, elles peuvent être plus souvent renouvelées ; qu'elles permettent de faire absorber par la malade une plus grande dose du médicament modificateur ci-dessus énoncé, et enfin, parce que la stimulation produite par l'ammoniaque est infiniment plus vigoureuse, partant plus sûre dans ses effets.

3º On saupoudrera, matin et soir, la surface dénudée avec

la dose de poudre contenue dans un des paquets ci-après prescrits :

> Pr. Sulfate de strychnine. . . . . . 15 centigrammes.
> Poudre fine de guimauve. . .   1 gramme.
> Mêlez intimement et divisez en 30 paquets.

Après avoir appliqué ces doses pendant quelques jours, on les augmentera d'abord le matin ou le soir, et ensuite, matin et soir; c'est-à-dire, qu'au lieu d'un seul paquet pour chaque pansement, on pourra en élever le nombre à trois, quatre, cinq ou six par jour, mais successivement, et suivant le plus ou moins d'impressionnabilité de la malade à l'action de ce puissant médicament.

Nous préférons le *sulfate de strychnine* à la strychnine employée sans succès jusqu'à ce jour, parce que, étant plus soluble, elle s'absorbe avec plus de facilité et qu'alors son action est beaucoup plus certaine.

4º On fera pratiquer des frictions, matin et soir, sur les parties de la base du crâne, libres de toute vésication, et sur la nuque, avec la pommade suivante à la dose d'une noisette pour chaque friction :

> Pr. Sulfate de strychnine. . . . . 25 centigrammes.
> Axonge récente . . . . 50 grammes.
> F. s. a. une pommade bien homogène.

5º Le sulfate de strychnine devra être également administré à l'intérieur, soit en pilules, soit en électuaire ou en potion, à la dose d'un quart ou d'un demi-centigramme dans les douze heures. Nous nous sommes très souvent bien trouvé de ce mode d'administration du sulfate de strychnine, seulement c'est un médicament fort actif et qui demᴀ une très grande surveillance de la part du médecin traitant.

6º Si, pris à l'intérieur, ce précieux médicament déterminait des accidens du côté des voies digestives, on remplacerait ce mode d'administration par le suivant : on ferait *priser* deux ou trois pincées de la poudre ci-prescrite dans le courant de la journée, en ayant soin de recommander à la malade d'*expuer* les particules qui, dans une aspiration trop forte, parviendraient jusqu'au pharynx.

> Pr. Sulfate de strychnine. . . . . 10 centigrammes.
> Poudre de Muguet, ou poudre
> de St-Ange. . . . . 20 centigrammes.
> Café torréfié réduit en poudre
> fine. . . . . 10 grammes.
> Mêlez intimement.

7º On donnera tous les soirs, au moment du coucher, deux ou trois des pilules suivantes pour entretenir la liberté du ventre, en même temps qu'une dérivation intestinale douce et incessante :

> Pr. Aloës succotrin. . . . . 2 grammes.
> Scammonée . . . . ⎫ *ãã.* 1 gramme.
> Résine de julep . . ⎭
> Savon médicinal. . . . . q. s.
> F. s. a. 20 pilules.

8º On fera prendre dans le courant de la journée, à cinq ou six heures d'intervalle, deux petites tasses à thé d'infusion d'*arnica montana*.

9º Régime doux. Exercice à pied après les repas. Usage modéré de l'œil sain.

Si, après quelque temps de l'emploi de ce traitement, la

contractilité se.nblait revenir un peu dans les muscles frappés de paralysie, ce serait le *moment* de recourir de nouveau aux moyens orthophthalmiques connus.

Si, au contraire, celle-ci se faisait désirer, alors que la malade aurait suivi ce traitement pendant trois ou quatre mois *au moins*, on devrait recourir à l'électro-acupuncture ou à l'électricité suivant la méthode de notre savant confrère et ami, M. le docteur Duchenne de Boulogne. Cette dernière ressource ne comble pas toujours, il est vrai, l'espoir du malade et du médecin, cependant nous l'avons vue réussir quelquefois.

Nous proscrivons d'une *manière absolue* l'opération de Hunt et celle de Dieffenbach dans le cas dont s'agit, non pour les mêmes craintes que celles qui ont arrêté la main de notre honoré confrère, mais parce qu'en supposant qu'elles permissent aux voiles palpébraux de s'éloigner l'un de l'autre, elles ne rendraient pas au muscle droit interne la contractilité qui lui manque; je dis plus : c'est qu'en mettant le globe dévié plus ou moins à découvert, elles ne feraient qu'augmenter la confusion de la vue. Nous félicitons donc notre savant confrère de ne l'avoir point pratiquée. Il faut réserver ces opérations pour le *ptosis simple réfractaire à toute autre médication.*

Un dernier mot. Nous ne sommes point étonné du peu d'avantages obtenus jusqu'à ce jour du traitement institué par les deux médecins aux mains desquels la malade s'est successivement confiée, non que ces médecins n'aient point envisagé la maladie en question sous son véritable jour, mais parce que le traitement appliqué par chacun d'eux isolément a dû manquer de cet ensemble, de cette harmonie de direction, si je puis m'exprimer ainsi, qui seule pouvait en faire espérer le succès. Et puis, il faut bien le dire, le début de la maladie en question ne date encore que de deux mois ; sans doute c'est beaucoup trop déjà au gré de la patiente, mais aux yeux du médecin qui sait combien cette affection est parfois rebelle, lorqu'elle n'est pas tout à fait réfractaire à l'action des agens thérapeutiques de toutes sortes dont il dispose, ce n'est point assez pour juger définitivement de la valeur d'un traitement, même parfaitement approprié. Nous engageons donc notre honorable confrère à apporter une grande persévérance dans l'administration de celui que nous venons de formuler, convaincu que, de son application plus ou moins rigoureuse et plus ou moins soutenue, dépendra l'issue plus ou moins favorable de la grave maladie contre laquelle il est dirigé.

Dr Compérat,
Président de la Société médico-pratique de Paris, etc.

Après avoir pris connaissance de cette consultation, M. le docteur Lizé, se rendant parfaitement compte de l'embarras dans lequel avait dû nous jeter, et nous avait jeté en effet, la pénurie des renseignements contenus dans sa communication, s'empressa de réparer cette omission en nous adressant, dès le lendemain, la lettre suivante qui, nous nous hâtons de le dire, nous a fait le plus grand plaisir, non pas tant à cause des sentiments beaucoup trop bienveillants qu'elle exprime à notre égard, que parce qu'elle montre d'une manière très claire que nous ne nous sommes point trompé dans l'appréciation des causes qui ont dû nécessairement entraîner avec elles le développement de la maladie pour laquelle il nous a consulté ; partant, que le traitement que nous avons conseillé repose sur une base aussi solide que possible ; résultat dont on ne sauiait méconnaître la portée dans cette circonstance toute spéciale.

Voici cette lettre :

Le Mans , 25 Juin 1856.

A Monsieur le docteur Compérat.

Monsieur et très honoré confrère,

Dans les questions de médecine pratique, le défaut de renseignements étiologiques ouvre la porte à l'empirisme et non à la thérapeutique féconde des médicaments, je le sais, et cependant, pressé par une malade impatiente, j'ai vite noirci le papier, sans m'apercevoir que j'oubliais de fournir une base solide à votre jugement. Les termes laconiques de mon *post-scriptum* et quelques mots perdus dans la narration dénotent bien que l'élément étiologique n'a pas été complétement oublié ; mais il est mis dans un jour si obscur, qu'on est obligé de le chercher à la lumière du raisonnement.

Je m'empresse de réparer une omission très condamnable.

Voici les données recueillies, dès le début, auprès de notre malade.

Mme V..., pleine d'embonpoint, rouge en figure, n'a jamais éprouvé rien qui fasse soupçonner une *lésion,* même légère , de la *pulpe céré-brale ;* elle a seulement ressenti, à diverses reprises, des douleurs névralgiques sur le cuir chevelu, à la région frontale et à la face, encore ces douleurs ont-elles été très fugitives. Depuis une quinzaine d'années, elle passe les jours et une partie des nuits à coudre des gants et des bottines, et sa susceptibilité nerveuse la porte fréquemment à la colère vis-à-vis ceux qu'elle dirige au travail. Mme V... est d'ailleurs très exactement réglée ; elle n'a jamais eu ni affection cutanée, ni hémorrhoïdes, ni troubles vers le cœur ; elle est seulement sujette à la constipation. Chez elle, les muscles et les articulations n'ont point encore donné lieu d'élection au rhumatisme ; la tête n'a pas reçu de coups ni l'impression d'un air froid, et jamais l'usage des boissons alcooliques ne s'est introduit dans sa vie modeste et sobre.

Un examen plus attentif de notre malade n'a fait découvrir aucune trace de syphilis ou de scrofule, et Mme V..., interrogée sur la constitution de ses parents, n'a rien pu fournir d'intéressant à noter.

En présence de ces détails nécessaires, Monsieur et très honoré confrère, votre expérience consommée sera moins lancée dans le champ des conjectures sur l'origine du mal en question ; peut-être même sera-t-elle ramenée vers les circonstances étiologiques posées d'une manière indécise dans mon premier récit. En effet, le *tempérament sanguin de madame V..., sa vie sédentaire, son genre d'occupation, les saillies mauvaises de son caractère,* ont pu, depuis longtemps, réunir leur influence pour amener une lésion au point d'origine des nerfs de la troisième partie cérébrale.

Veuillez, Monsieur et très honoré confrère, faire entrer dans la balance de vos appréciations si judicieuses les nouveaux documents que je livre à votre examen, et me faire connaître s'il doit en résulter quelque changement pour ce traitement que vous avez bien voulu me formuler d'une main si libérale.

Agréez, Monsieur et très honoré confrère, l'assurance de mes sentiments très dévoués et très reconnaissants.

D^r Ad. Lizé.

Monsieur et très honoré confrère,

Je n'ai donc pas trop préjugé de votre savoir en disant, dans ma réponse à votre première lettre, qu'*avec un confrère comme vous, il devait toujours être facile de s'entendre, et que ce que vous n'aviez pas dit, vous deviez l'avoir pensé...* En effet, reprenant aujourd'hui en sous-œuvre chacune des différentes causes qui auraient pu revendiquer une part quelconque dans le développement de la grave maladie pour laquelle vous nous avez consultés, causes diverses que nous n'avions rappelées que pour mémoire, vous le savez, et procédant par voie d'élimination successive, je vous vois avec plaisir arriver à cette conclusion si conforme à celle que j'ai eu le bonheur de formuler : que c'est dans le concours des circonstances étiologiques suivantes que doit se trouver le principe de la maladie dont s'agit, savoir : *le tempérament sanguin de la malade, sa vie sédentaire, son genre d'occupations*, etc., etc.

Constater ce fait, mon très honoré confrère, n'est-ce point faire implicitement entendre que rien ne doit être changé au traitement prescrit, puisque c'est sur cette conclusion rationnellement déduite qu'il a été entièrement fondé ? Permettez-moi seulement de vous dire, en terminant, combien j'apprécie l'importance de cette heureuse conformité d'opinion, au double point de vue de l'intérêt de votre malade et de la sérénité de la conscience du médecin qui a eu l'honneur d'être consulté.

Agréez, Monsieur et très honoré confrère, l'assurance de ma haute estime et de ma respectueuse considération.

Dr COMPÉRAT

Paris.—Typographie FÉLIX MALTESTE et Cᵉ, rue des Deux-Portes-St-Sauveur, 22.

www.ingramcontent.com/pod-product-compliance
Lightning Source LLC
LaVergne TN
LVHW050423060726
842526LV00007B/2408